Le DR C. DELVAILLE

LA

COLONIE SANITAIRE DE VACANCES

DE BAYONNE (EN 1888)

A SAINT-JEAN-DE-LUZ

BAYONNE

IMPRIMERIE & LITHOGRAPHIE A. LAMAIGNÈRE, RUE VICTOR HUGO, 39

1889

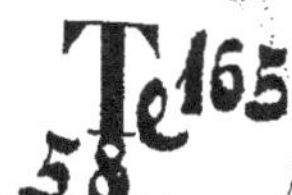

Le DR C. DELVAILLE

LA

COLONIE SANITAIRE DE VACANCES

DE BAYONNE (EN 1888)

A SAINT-JEAN-DE-LUZ

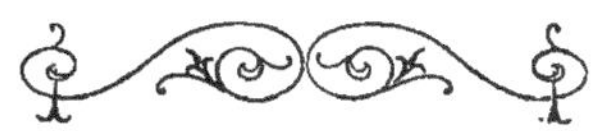

BAYONNE

IMPRIMERIE & LITHOGRAPHIE A. LAMAIGNÈRE, RUE VICTOR HUGO, 39

1889

LA

Colonie Sanitaire de Vacances de Bayonne

EN 1888

A Saint-Jean-de-Luz

PAR

LE DR C. DELVAILLE

Il y a quelques semaines, M. Menod, directeur de l'Assistance publique au ministère de l'intérieur, présidait à l'inauguration d'un sanatorium à Banyuls-sur-Mer, fondé par le Conseil général des Pyrénées-Orientales, sous l'impulsion énergique de M. Lafargue, préfet de ce département, et de M. le docteur Armaingaud, de Bordeaux.

Vous savez ce que c'est qu'un sanatorium : c'est un asile où, pendant quelques mois, les enfants scrofuleux viennent chercher la guérison ou une amélioration marquée et évitent ainsi cette maladie cruelle, la phtisie, qui a souvent pour origine la scrofule.

Quelques jours auparavant, on avait inauguré à Arcachon un petit sanatorium, fondé aussi sur l'initiative du docteur Armaingaud ; il reçoit déjà quarante enfants que j'ai eu l'occasion de voir et qui jouissent des conditions d'hygiène les plus favorables.

Ils sont fort en honneur aujourd'hui, ces hôpitaux maritimes qui, arrachant à une mort plus ou moins prochaine des milliers d'enfants, arriveront à contre-balancer l'appauvrissement numérique de notre population française, laquelle a pour cause principale l'inquiétante diminution de la natalité. A côté de ces grands établissements, qui ont ou auront leurs similaires à Berck-sur-Mer, à Pen-Bron, à Cap-Breton (Landes), on a créé, il y a quelques années, une œuvre que vous connaissez bien et qui a simplement pour but de restaurer la constitution affaiblie des élèves de nos écoles.

Ce sont les colonies sanitaires de vacances.

Pendant ving-cinq à trente jours, les écoliers fatigués par le travail de l'année vont respirer l'air vivifiant des montagnes ou de la mer, uniquement occupés à manger, à dormir, à jouer, n'ayant d'autres soucis que de bien vivre, accordant à peine une heure chaque jour à un repos qu'ils consacrent à la lecture, à la transcription de leurs impressions, à la correspondance avec leurs familles.

J'ai dit, l'an dernier, ce que sont les colonies de vacances, leur naissance en Suisse, leur développement en Europe, leur établissement en France en 1883.

Cette œuvre est en progrès partout : il n'est pas un pays d'Europe où elle ne se soit installée ; dans quelques-uns même, elle a pris une importance considérable, ainsi que cela a été constaté au *Congrès international des Colonies scolaires de vacances* qui s'est tenu à Zurich au mois d'août dernier.

Les actes de ce Congrès n'ont pas encore été publiés ; nous eussions été heureux d'en détacher certains faits et certaines considérations qui auraient sûrement frappé tous les hommes qui s'intéressent à la santé de l'enfance.

M. Cottinet, l'infatigable promoteur des colonies de vacances en France, représentait notre pays à ce Congrès et, dans une lettre qu'il m'écrivit de Suisse, il constatait les efforts faits dans les autres pays, et il les comparait avec chagrin à ceux bien restreints qui ont été faits en France.

M. Cottinet disait encore que les autres nations comptent peu sur l'Etat et que, chez elles, les particuliers entreprennent de grandes choses en y consacrant leur argent et leur temps.

Il est vrai, comme le dit M. Cottinet, que la France est en retard sur d'autres nations au point de vue des améliorations de tout genre ; mais il ne faut pas croire que chez nous l'initiative privée fasse absolument défaut. Sans parler de ces colossales fortunes qui créent en faveur des enfants pauvres des dispensaires et des *sanatoria,* il n'est pas tout à fait exact que les Français attendent tout de l'Etat. Seulement, il faut des occasions pour que l'initiative personnelle se manifeste ; il faut des collecteurs habiles pour ces aumônes qui deviendraient inefficaces en se dispersant. M. Cottinet le sait bien et, dès sa première année de propagande, il a donné à l'institution parisienne des colonies de vacances une solidité et une vitalité que rien ne pourrait ébranler.

Dans une sphère plus modeste et avec de faibles ressources, nous avons pu, en 1887, installer à St-Jean-de-Luz une colonie de dix enfants chétifs. En 1888, l'expérience a été reprise avec non moins de bonheur quant aux résultats visés, mais avec une coopération pécuniaire ou morale plus réduite.

Nous n'avons pas, il est vrai, continué cette propagande personnelle, qui était indispensable au début. Confiant dans le succès de l'an dernier et dans la bonté de la cause, nous nous sommes borné à l'envoi de circulaires faisant appel à la générosité de nos concitoyens et à des insertions dans les journaux, accueillies avec beaucoup de grâce et appuyées encore d'articles bienveillants et encourageants.

La récolte a été maigre, et la somme d'argent reçue a été de 900 fr. environ inférieure à celle de 1887. C'est énorme sur un si petit budget, et nous n'aurions pas pu vivre sans notre réserve de la précédente campagne, sans la subvention de 400 fr. qu'a bien voulu voter, au mois de février, le Conseil municipal de Bayonne, auquel nous adressons nos plus chaleureux remerciements. Nous devons remercier aussi la Société d'Education des Basses-Pyrénées qui, sur l'initiative de M. Albert Piche, son président, nous a envoyé une allocation de 100 fr.

Mais ce qui nous a manqué, cette année aussi bien que l'année dernière, c'est cette coopération morale, plus appréciable et quelquefois plus efficace que le concours pécuniaire. A peine si une douzaine de personnes ont visité nos petits colons, pour s'assurer par elles-mêmes du bon fonctionnement de la colonie et donner à ses habitants quelques marques de sympathie. A Saint-Jean-de-Luz même, où l'œuvre commence à être connue, après avoir été décriée, où elle frappe les yeux tous les jours, nous avons, à de rares exceptions près, trouvé de l'indifférence, et cependant quelle distraction plus salutaire, quel complément de la cure plus agréable et plus utile même qu'une simple visite à une institution de cette nature !

C'est que l'œuvre a encore ici, comme ailleurs, bien des détracteurs.

On ne comprend pas assez que des vacances absolument consacrées au repos, aidées de la vie en plein air, du libre jeu des membres, d'une alimentation saine, régulièrement prise, peuvent refaire de fond en comble certaines constitutions épuisées, et affermir pour longtemps des santés jusque-là vacillantes.

On ne saurait trop redire que, même dans une ville bien située à tous égards, il y a beaucoup de logements étroits où grands et petits s'étiolent, et que la pauvreté des parents, leurs occupations forcées ou leur négligence, font à leurs enfants, pendant les deux mois de vacances, des loisirs ordinairement mal employés et préjudiciables au développement physique et aussi à la moralité.

Il importe donc d'atténuer ces inconvénients, souvent graves, par une existence réglée, par des habitudes de propreté et d'ordre, par le sentiment de sa propre responsabilité, qui vaut mieux pour l'enfant que bien des conseils.

On a tout cela dans les colonies sanitaires de vacances. Les jeunes colons y font un début d'apprentissage de la vie, ils savent se servir eux-mêmes ; venus d'écoles différentes, ils s'apprécient vite et se rendent de mutuels services, sans effort, comme en se jouant, apprenant de même la solidarité et la bienveillance pour le prochain.

L'objection tirée de l'inutilité de ces colonies pour Bayonne me paraît donc sans valeur.

On en a fait une autre : on a dit que les colonies bayonnaises étaient exclusives, parce qu'elles ne s'ouvraient qu'aux enfants des écoles communales. C'était vrai l'an dernier, parce que l'homogénéité du personnel, maître et élèves, s'imposait pour un début ; on devait écarter tout tiraillement, la moindre apparence de conflit : il fallait réussir.

Cette année, l'extension des bienfaits de l'œuvre, en dehors du cercle des écoles communales, pouvait être tentée, et elle l'a été, en effet. Mais elle a échoué, non par la faute des organisateurs. C'est dommage, car les causes de divisions chez les adultes sont déjà assez nombreuses et assez tenaces pour qu'on se dispense d'en établir parmi les enfants. Pour un apaisement de ce genre, les colonies sont une précieuse ressource, et cette année, grâce à la présence d'élèves de tous les cultes, on a pu voir qu'il est facile de vivre côte à côte sans avoir les mêmes croyances. Le rapport de M. Majesté, le dévoué directeur de la colonie pendant les deux années, constate que les idées de tolérance et de bonne camaraderie ont été tout particulièrement, et avec une touchante spontanéité, exprimées par les petits colons eux-mêmes.

J'ai dit que l'œuvre a, cette année, protégé plus d'enfants que l'an passé. Voici comment :

Parmi ceux qui étaient désignés pour y prendre part, il s'en trouvait un qui, par suite de circonstances spéciales, n'a pu partir avec ses camarades. Il a dû faire sa saison isolément, sous la responsabilité de sa famille, à laquelle nous avons donné une subvention de 30 fr.

Une autre avait besoin d'une alimentation spéciale : il a été nourri en ville par un habitant de Saint-Jean-de-Luz qui a, de cette façon, largement coopéré à notre œuvre. Nous avons donné aux parents de l'enfant une somme de 10 fr., pour les indemniser de quelques frais. Enfin un autre écolier, qu'à raison d'une infirmité rendant sa démarche plus difficile, sa famille a voulu faire loger chez des parents à Saint-Jean-de-Luz, a cependant pris part au régime des autres colons, à leurs repas, à leurs bains, à leurs jeux, à leurs promenades ordinaires. Il a retiré grand bénéfice de son séjour, et sa présence fait monter à onze le nombre des colons que nous avons entretenus. En réalité, nous en avons eu treize.

Nous espérons bien que l'an prochain nos ressources nous permettront d'en avoir davantage, soit que nous trouvions un local plus vaste, soit que nous adoptions le système des subventions à des enfants logés chez l'habitant, mais participant à tous les actes de la colonie, depuis l'heure du lever jusqu'à l'heure du coucher.

Comme l'an dernier, les enfants ont été invités par l'excellent M. Toulet, ancien adjoint au maire de St-Jean-de-Luz, à venir goûter à sa treille. M. Lecomte, ancien collègue de M. Toulet, est venu leur faire une causerie instructive ; mais la vraie fête de la colonie a été la double excursion au village d'Ascain, une première fois à pied, une seconde fois en voiture.

Ils ont trouvé là, chez M. Sanson, un accueil paternel. M. Sanson, qui vit retiré à Ascain et qu'on ne voit que par ses bienfaits, a été enchanté de la visite de nos petits colons ; c'est un chaud partisan de l'instruction, un ami de l'enfance et de l'humanité, qui a la haine de l'ignorance, de larges idées et un cœur d'or. Nous le remercions de sa bienveillance et de son concours.

Au point de vue physique, les enfants, dont on avait pris le tour de poitrine, la taille, le poids au départ, ont été examinés au retour. Voici les résultats constatés :

Le tour de poitrine était, au départ, en moyenne, de 61 cent. 8 ; au retour, on a trouvé 62 cent. 40 ; le gain est donc, en moyenne, de 6 millimètres pour quarante-cinq jours, la normale étant de 3 millimètres.

Le poids moyen d'avant le départ étant de 27 kilog. 800, celui du retour de 28 kilog. 450, le gain a été de 650 gr., la normale étant de 450 gr.

La taille moyenne a été trouvée, au départ, de 1 m. 295 et, au retour, de 1 m. 310, c'est un gain de 15 millimètres, qui dépasse la normale.

Tous ces enfants avaient été choisis par le médecin inspecteur de nos écoles, M. le docteur Breucq, et par moi, sur une quarantaine d'enfants qui nous étaient présentés par les instituteurs comme s'étant beaucoup fatigués au travail, et nous avions pris également des renseignements sur les maladies antérieures. (1)

Mais, ce que les mesures n'indiquent pas, c'est l'air de santé des enfants au retour. L'un d'eux, surtout, était absolument méconnaissable.

Au point de vue moral, nos colons ont également gagné. Comme le disait notre rapport précédent, la reconnaissance qu'ils gardent à ceux qui leur ont procuré ces vacances salutaires, leurs familles l'ont ressentie plus vivement encore.

Voici le coût de la campagne :

Correspondance, imprimés, circulaires, publication de rapports...................... Fr.	47	95
Voyage, excursions, commissionnaires.......	74	90
Vêtements, blanchissage....................	11	50
Achat de matériel..........................	21	20
Nourriture...................	414	80
Indemnité à deux familles pour l'entretien de leurs enfants..............................	40	»»
Location de meubles et de châlet............	180	»»
Indemnité au maître.......................	80	»»
Bains et divers.........	83	25
Total....:.......... Fr.	953	60
Si on ajoute les comestibles reçus en nature, soit...................................	149	»»
On a un total de..... Fr.	1.102	60

qui, pour 13 élèves, donne 84 fr. 60 par élève.

(1) Un enfant a diminué de poids ; il pesait 30 kilos au départ, 29 au retour. C'était une nature impressionnable ; il a gagné 1 centimètre de tour de

Si on ne prend que les élèves logés, qui ont coûté 40 fr. de moins, soit 1,062 fr. et qu'on divise ce nombre par onze, on trouve que chaque colon a coûté 96 fr. C'est une augmentation sur le coût de l'an dernier, due à la prolongation du séjour, à l'augmentation des diverses indemnités et au paiement de la location du châlet qui, l'an dernier, avait été gratuite.

Nous n'avons pas arrêté le compte recettes. C'est qu'un certain nombre de nos souscripteurs ne nous ont pas encore envoyé leurs cotisations. Nous reporterons à l'exercice prochain les sommes que nous recevrons désormais.

Parmi ceux qui nous ont déjà aidés, il en est à qui nous devons de très fortes contributions. Mais nous ne nous dissimulons pas que nous voudrions voir augmenter surtout le nombre des souscripteurs. Que ceux qui ont vu la colonie à l'œuvre, que ceux qui ont été en contact avec les familles de nos colons, que ces familles aussi fassent connaître notre entreprise dont ils ont été à même d'apprécier les résultats ; qu'ils recueillent autour d'eux des adhésions, et nous pourrons, avec de petites souscriptions de 1 à 3 fr., réaliser beaucoup de bien et y faire participer un plus grand nombre de nos concitoyens.

C'est ainsi qu'on arrivera à donner aux colonies sanitaires leur caractère démocratique, leur signification d'œuvre de solidarité, et qu'on leur enlèvera tout ce qui aurait l'apparence d'une charité faite par la catégorie des citoyens riches à celle des citoyens peu aisés.

---

poitrine et 2 centimètres de taille. De plus, deux enfants n'ont pas été examinés pour une ou deux mesures, et on les a indiquées, sans changement avant et après. De ce fait, le gain moyen se trouve inférieur au gain réel.

Imp. et Litho. A. Lamaignère. — Bayonne — Biarritz